# 红狐狸和
# 让眼睛明亮的花

书小言/文 涂末末/绘

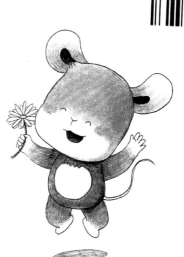

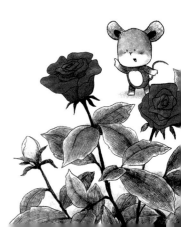

全国百佳图书出版单位
中国中医药出版社
·北 京·

田鼠奶奶的眼睛生病了，又干、又痒，红通通的，眼珠转动的时候还会刺痛，看什么东西都模模糊糊的。

　　"老咯，老咯！"田鼠奶奶摇着头，叹着气。

　　小田鼠很难过。

　　在小田鼠心中，奶奶有着一双世界上最漂亮的眼睛，能在黑夜中看到远处的栗子果，能望着天空给她讲星星的故事。

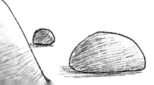

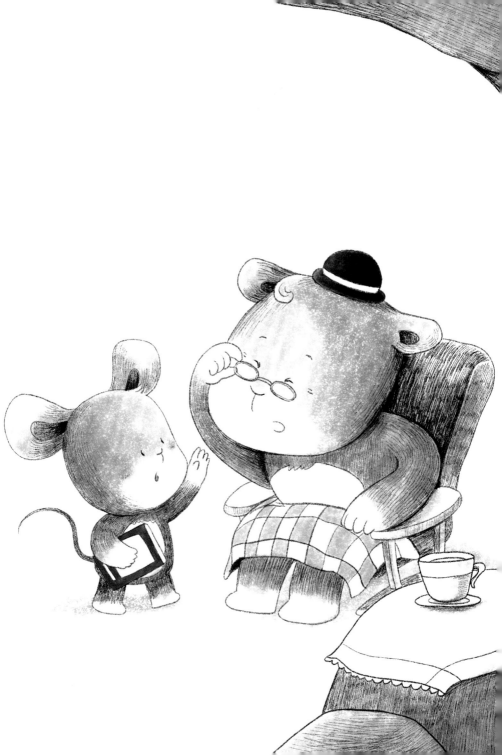

"红狐狸，你知道怎样才能治好奶奶的眼睛吗？"

"有一种花儿能让眼睛明亮，它是……是……？"

红狐狸忘了花的名字。

小田鼠决定自己去寻找。

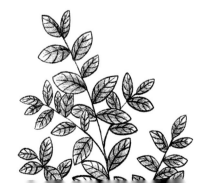

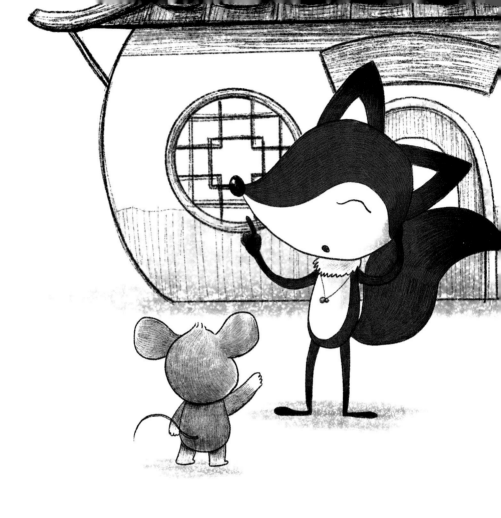

小田鼠来到田野上，她看见了一棵矮矮的小草，开着黄色的小花。

　　"你好，请问你是能让眼睛明亮的花吗？"

　　"你好小田鼠，我不是能让眼睛明亮的花，我是蒲公英，是能治疗疔疮的花。"

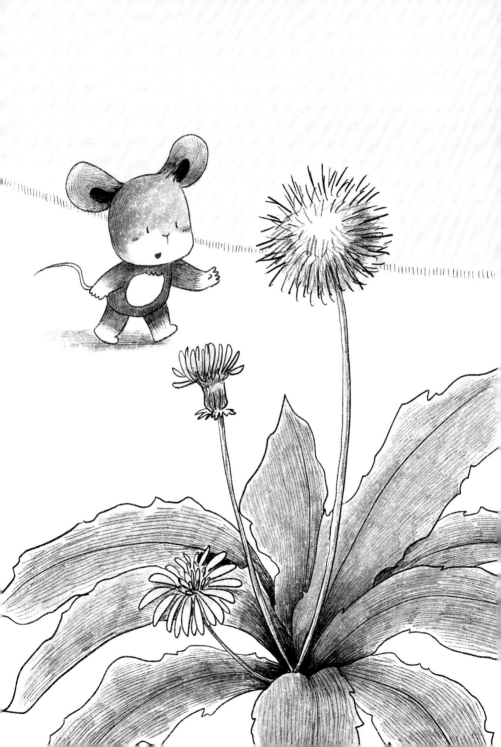

小田鼠来到山坡上，她看见了一丛翠绿色的小灌木，开着洁白的花，很优雅的样子。

　　"你好，请问你是能让眼睛明亮的花吗？"

　　"你好小田鼠，我不是能让眼睛明亮的花，我是栀子花，是能阻止鼻子流血的花。"

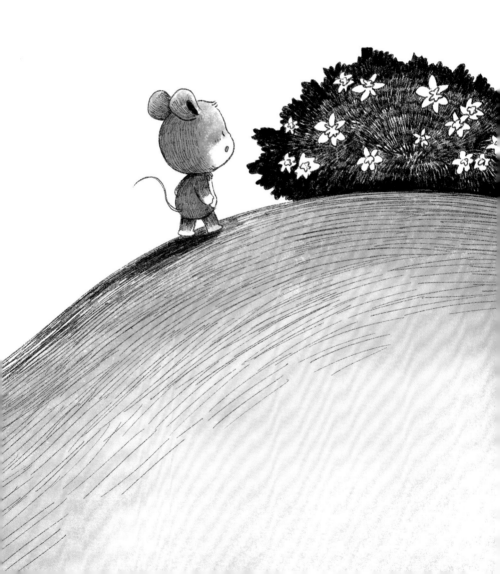

小田鼠来到一堵墙边，她看见了嫩绿的藤蔓，开着神奇的两色花，金黄和雪白的花瓣交叠在一起，漂亮极了。

　　"你好，请问你是能让眼睛明亮的花吗？"

　　"你好小田鼠，我不是能让眼睛明亮的花，我是金银花，是能治好感冒发热的花。"

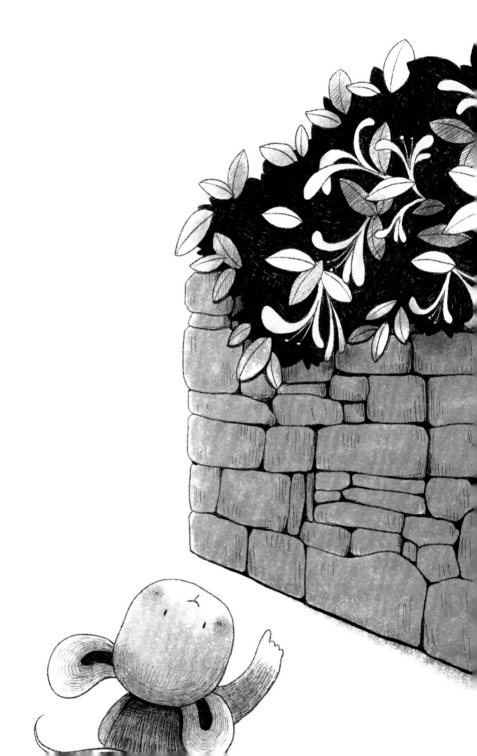

小田鼠来到一片花园前，她看见了好多好多紫红色的花，它们像士兵一样穿着带尖刺的铠甲。

　　"你好，请问你们是能让眼睛明亮的花吗？"
　　"你好小田鼠，我们不是能让眼睛明亮的花，我们是玫瑰花，是能让人心情愉快的花。"

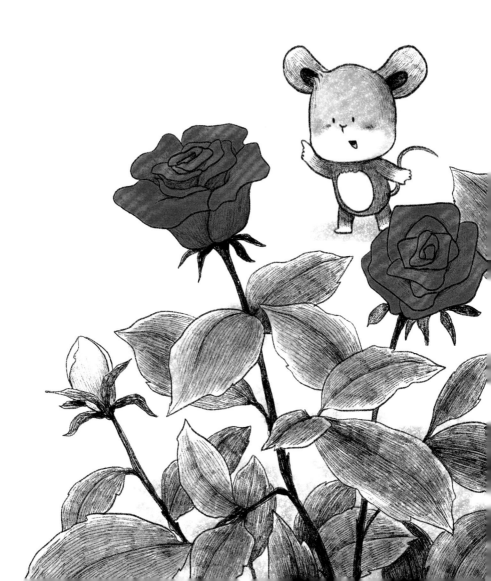

小田鼠来到一棵大树下，她看见树枝上垂下一串串米白色的花，就像许多挂在一起的小铃铛。

　　"你好，请问你是能让眼睛明亮的花吗？"
　　"你好小田鼠，我不是能让眼睛明亮的花，我是槐花，是能让便便不带血的花。"

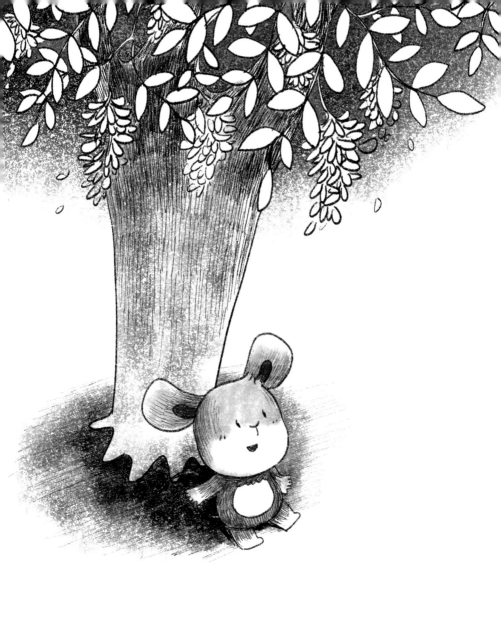

小田鼠来到一个池塘前，她看见水里开着大大的粉红色的花。

　　"你好，请问你是能让眼睛明亮的花吗？"
　　"你好小田鼠，我不是能让眼睛明亮的花，我是睡莲，是能解暑的花。"

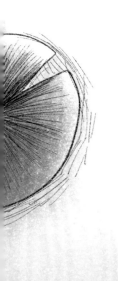

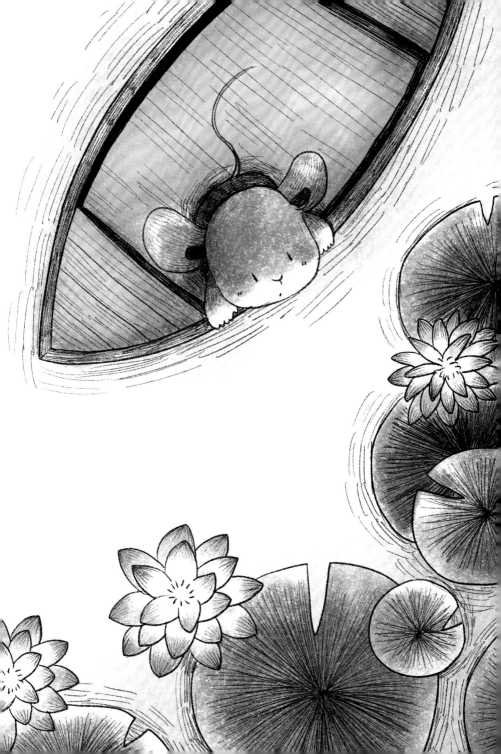

小田鼠来到草丛里，她看见了一朵像大喇叭一样的花。

　　"你好，请问你是能让眼睛明亮的花吗？"
　　"你好小田鼠，我不是能让眼睛明亮的花，我是百合花，是能让人睡觉香甜的花。"

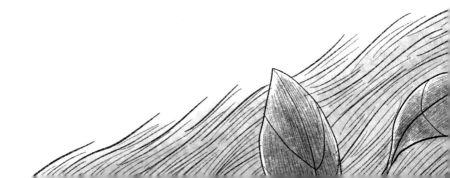

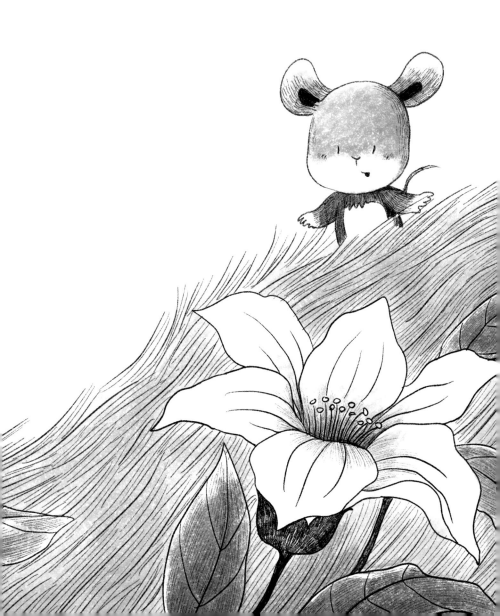

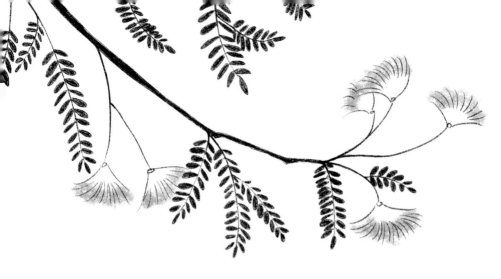

　　小田鼠走在路上，一朵像小伞一样
毛茸茸的花落到了她的鼻子上。

"你好，请问你是能让眼睛明亮的花吗？"

"你好小田鼠，我不是能让眼睛明亮的花，我是合欢花，是能让人忘掉烦恼的花。"

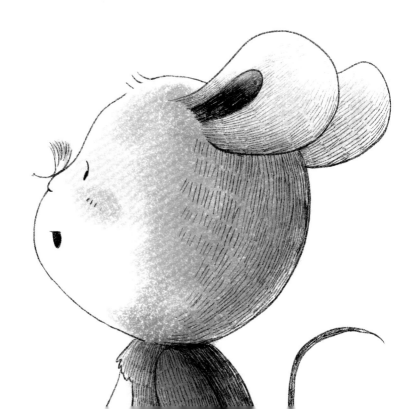

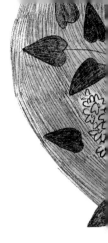

　　小田鼠走着走着，突然闻到了一阵奇异的花香。她抬头一看，一棵胖胖的树挂满了紫色小棒槌一样的花蕾。

　　"你好，请问你是能让眼睛明亮的花吗？"
　　"你好小田鼠，我不是能让眼睛明亮的花，我是丁香花，是能让肚子温暖的花。"

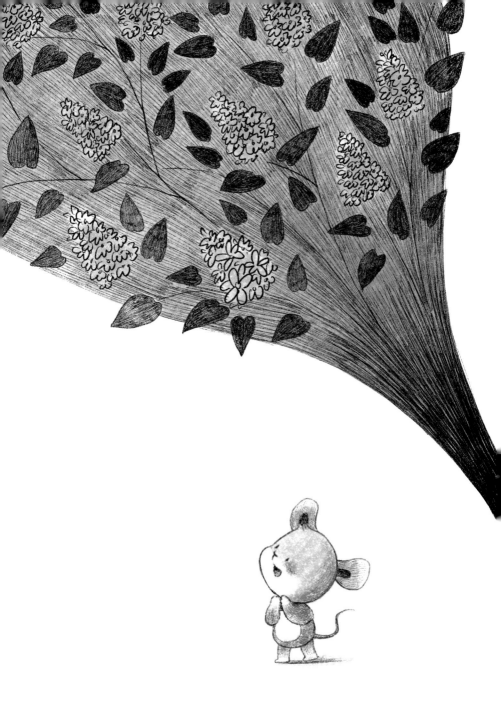

小田鼠来到屋檐下，她看见墙边垂下好多橙红色的花朵，就像一簇簇热烈的火焰。

　　"你好，请问你是能让眼睛明亮的花吗？"
　　"你好小田鼠，我不是能让眼睛明亮的花，我是凌霄花，是能让皮肤不痒的花。"

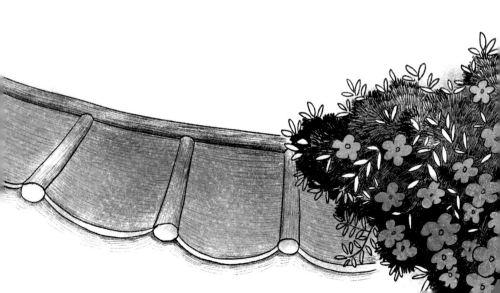

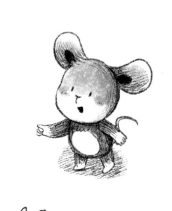
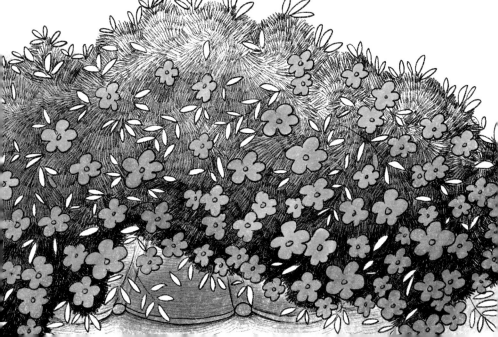

小田鼠来到灌木丛，她看见这里盛开着很多蓝紫色的小花，这些花簇拥在一起，像是一个个小小的旗帜。

　　"你好，请问你是能让眼睛明亮的花吗？"
　　"你好小田鼠，我不是能让眼睛明亮的花，我是葛花，是能让人醒酒的花。"

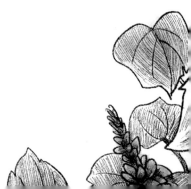

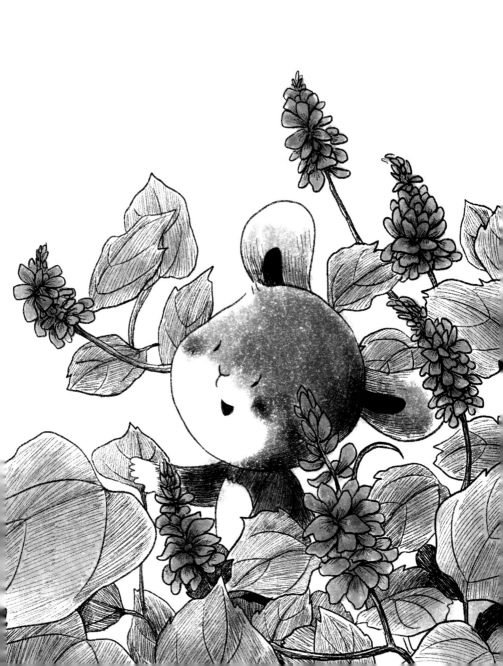

小田鼠来到山谷中，这里有很多白色的小花，它们的花蕊是金黄色的，它们挺立在绿色的枝叶上，像是小小的王冠。

　　"你们好，请问你们是能让眼睛明亮的花吗？"

　　"你好小田鼠，我们是白菊花，是能让眼睛明亮的花，你找我们有事吗？"

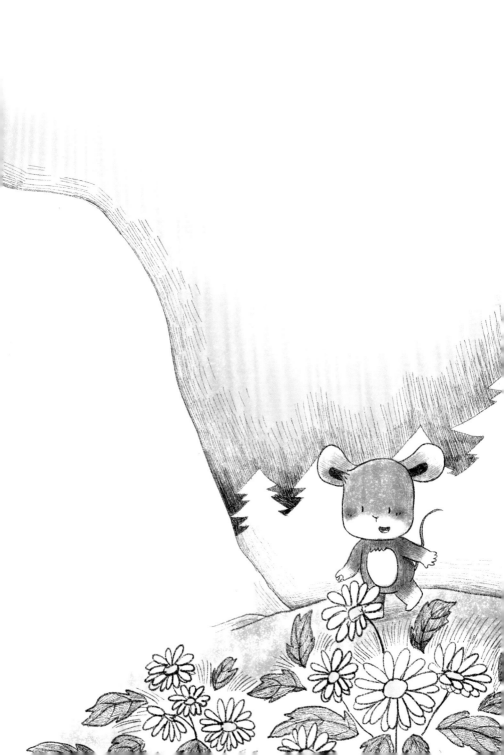

"太好了！"

小田鼠高兴地跳了起来，奶奶的眼睛终于可以恢复明亮了！

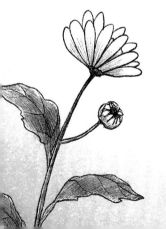

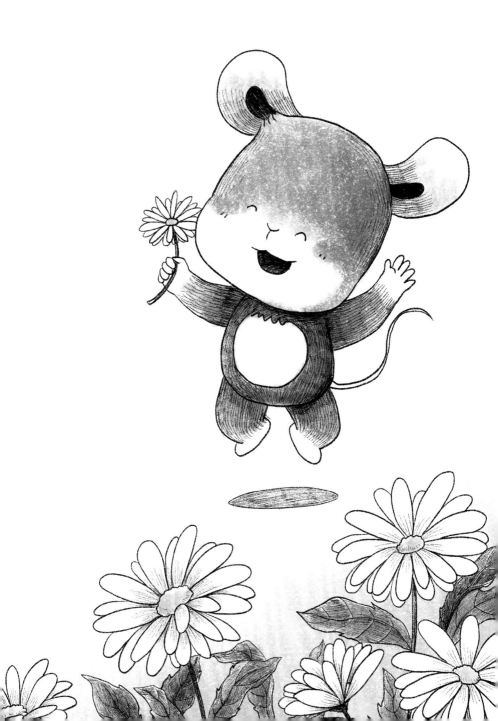

**图书在版编目（CIP）数据**

红狐狸和让眼睛明亮的花 / 书小言文；涂末末绘
. —北京：中国中医药出版社，2023.6
（中华优秀传统文化中医药知识启蒙系列儿童绘本）
ISBN 978-7-5132-8117-1

Ⅰ.①红… Ⅱ.①书… ②涂… Ⅲ.①儿童故事—图
画故事—中国—当代 Ⅳ.① I287.8

中国国家版本馆 CIP 数据核字（2023）第 059424 号

---

**中国中医药出版社出版**

北京经济技术开发区科创十三街 31 号院二区 8 号楼
邮政编码　100176
传真　010-64405721
鑫艺佳利（天津）印刷有限公司印刷
各地新华书店经销

开本 880×1230　1/32　印张 1　字数 20 千字
2023 年 6 月第 1 版　2023 年 6 月第 1 次印刷
书号　ISBN 978-7-5132-8117-1

定价　19.90 元
网址　www.cptcm.com

**服 务 热 线　010-64405510**
**购 书 热 线　010-89535836**
**维 权 打 假　010-64405753**

**微信服务号　zgzyycbs**
**微商城网址　https://kdt.im/LIdUGr**
**官 方 微 博　http://e.weibo.com/cptcm**
**天猫旗舰店网址　https://zgzyycbs.tmall.com**

如有印装质量问题请与本社出版部联系（010-64405510）

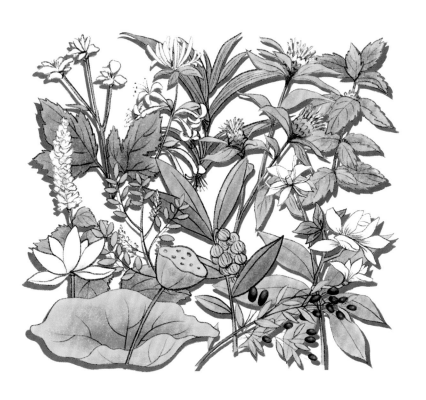